AF388764

POUR LES

VIEUX MÉDECINS

PAR

LE Dr GRELLETY

Médecin consultant à Vichy,
Ancien Secrétaire des Sociétés de Thérapeutique et d'Hydrologie,
Lauréat de l'Académie (médaille d'argent des eaux minérales),
Membre du Concours médical, de la Société française d'Hygiène,
Correspondant des Sociétés médicales d'Angers, Bordeaux,
Caen, Le Mans, Lille, Lyon, Marseille, Nice,
La Rochelle, Reims, Toulouse,
Tours et Varsovie.

MACON

PROTAT FRÈRES, IMPRIMEURS

—

1903

POUR LES
VIEUX MÉDECINS

PAR

LE Dr GRELLETY

Médecin consultant à Vichy,
Ancien Secrétaire des Sociétés de Thérapeutique et d'Hydrologie,
Lauréat de l'Académie (médaille d'argent des eaux minérales),
Membre du Concours médical, de la Société française d'Hygiène,
Correspondant des Sociétés médicales d'Angers, Bordeaux,
Caen, Le Mans, Lille, Lyon, Marseille, Nice,
La Rochelle, Reims, Toulouse,
Tours et Varsovie.

MACON
PROTAT FRÈRES, IMPRIMEURS
—
1903

POUR LES
VIEUX MÉDECINS

Malgré ce titre, ce qui va suivre ne saurait être indif-
férent même aux jeunes médecins, par cette raison bien
simple que nos confrères qui sont actuellement pleins de
sève, dans la force de l'âge, deviendront vieux à leur
tour et avec une rapidité que les anciens n'hésitent pas
à qualifier de vertigineuse. Il faut même qu'ils le
deviennent pour le bon exemple et pour jouer un bon
tour aux Parques, qui voudraient bien se venger du tort
qu'ils leur ont fait, en sauvant quelques existences. Je
le leur souhaite bien sincèrement pour leur famille, pour
leurs amis et leurs clients, qui ne sont pas sûrs de gagner
au change.

Et puis enfin on ne saurait prendre trop tôt de louables
résolutions, se mettre de bonne heure en mesure d'évi-
ter les travers et les ridicules, qui nous menacent. Ce

n'est pas pour rien que, dans un de ses opuscules humoristiques, Swift a écrit un important chapitre, ayant pour titre : *Résolutions pour l'époque où je deviendrai vieux.*

Je me contenterai de relever quelques-unes des bévues dont l'auteur tient à se garer : Ne point épouser une jeune femme. — N'être point maussade, ni morose, ni soupçonneux. — Ne pas mépriser le présent, ses manières de voir, son genre d'esprit, ses modes, etc. — Ne pas être cupide. — Ne pas rabâcher sans cesse les mêmes histoires aux jeunes gens. — Ne pas négliger la décence ou la propreté. — Ne pas trop parler, surtout de moi ; ne pas me vanter de ma beauté passée, ni de ma force, ni de ma faveur auprès des dames. — Ne pas être prodigue d'avis et n'en donner qu'à ceux qui en demandent, etc., etc.

La plupart de ces recommandations sont bonnes à retenir et s'adressent plus particulièrement à ceux de nos frères en Hippocrate, qui, à défaut d'une couronne plus glorieuse, plus enviable, en portent une de cheveux blancs. A plus forte raison, s'ils la teignent, comme s'ils ne s'en jugeaient pas dignes. C'est une faiblesse, qui, ajoutée à celle de l'âge, doit même les rendre fort circonspects ; sans cela, gare les bêtises, les inconséquences et tout ce que peut suggérer d'insane le détraquement sénile.

Il n'y a pas un de nous qui n'ait été témoin de la sottise de quelque vieux barbon, se laissant dominer *in extremis* par une maritorne inavouable, drôlesse au passé trouble, qui voudrait bien faire rapporter cent pour cent au capital plus qu'avarié de ses charmes.

Sous le fallacieux prétexte de combler le vide des anciennes affections, déracinées par la cruauté du temps, les vieillards se jettent tête baissée dans des amours de pacotille, qui sentent les frissons et la fin prochaine.

Tenaillés par la peur de mourir ou, ce qui est pire, par l'horreur de vivre dans l'abandon, ils se figurent, les naïfs, qu'ils peuvent encore être aimés pour eux-mêmes et oublient qu'il n'y a que le lierre qui s'attache aux ruines.

Ces collages tardifs sont souvent l'œuvre de la solitude, qui émiette les caractères les mieux trempés et les façonne misérablement. C'est la chausse-trappe ouverte sous les pas des vieux originaux, des célibataires endurcis, qui vivent aux champs ou dans les bois, dans un milieu où s'endort la prudence, où les manies se développent en liberté, où mûrissent les idées fixes.

Il ne faudrait pas croire cependant que ce n'est qu'à la campagne, dans des bourgades silencieuses et sans dérivatifs, que de graves praticiens sexagénaires, qui ont au moins l'excuse de l'isolement et du train insipide de leur vie, soient capables de sacrifier sans mesure au jupon et d'oublier en un instant d'aberration tout un passé de haute tenue morale.

Dans les grandes villes, à Paris même, on a vu des hommes d'élite, mandarins affaiblis ou Burgraves fatigués, s'attarder à des amourettes d'étudiants, des professeurs irréprochables jusque-là s'afficher avec des Marguerite de brasserie, sans avoir préalablement subi le rajeunissement de Faust, ou s'abaisser jusqu'aux épanchements ancillaires. Un des plus austères et des plus pingres fut la proie d'une danseuse, il y a une quinzaine d'années ; vers la même époque deux ou trois autres de nos maîtres entretenaient simultanément l'épouse vorace d'un de leurs collègues, resté célèbre pour cela et aussi pour sa sévérité aux examens.

Ces entraînements insolites, lorsque l'heure du couvre-feu a sonné, seraient tout au plus explicables s'ils avaient pour objectifs la beauté, la jeunesse, le mérite, un attrait quelconque, mais c'est généralement pour des créatures indignes, des mégères ou des exploiteuses, que ces grands dadais retombés en enfance rompent avec leurs familles, leurs amis ou leurs relations.

On ne saurait trop se tenir sur ses gardes, lorsqu'on commence à perdre ses dents de sagesse. Il faut devenir prudent comme Méry, qui redoutait jusqu'à l'intimité des personnes disgraciées et contrefaites, de peur que, à la suite d'une abstinence prolongée, ou de quelque influence érotique, il ne lui vînt à la pensée, un jour ou une nuit, d'être pour elles autre chose qu'un frère, de soupirer après la possession de leur cœur et de ses dépendances !

Les influences du printemps, du clair de lune, des soirées orageuses, sont particulièrement à redouter pour les ex-sentimentaux, qui ont un fond de myosotis à écouler et soupirent avec regret après les fiévreuses concupiscences d'autrefois.

Quel est celui en fin de compte qui est sûr complètement de lui-même et sait se résigner sans révolte, à l'exemple de Salomon ?

N'a-t-on pas vu les chênes les plus droits, les plus robustes, être soudainement renversés par la tempête, par un coup de vent imprévu ?

Le mieux est de ne pas s'exposer aux rafales, je veux dire aux tentations dont Sénèque lui-même fut victime, de la part d'une belle séductrice, qui avait voulu se jouer de son autorité et eut vite fait d'en triompher :

« La femme est le feu, affirme un dicton espagnol ; l'homme est l'étoupe et le diable souffle dessus. »

Il faut encore plus les plaindre que les ridiculiser ces ancêtres dont l'intelligence est déjà obnubilée et qui se retournent une dernière fois avec convoitise vers les plaisirs qui vont leur échapper. Ils sentent, avec de la brume plein le cœur, que le rideau va être tiré, et, avant de disparaître, comme le naufragé qui est sur le point de couler, ils se raccrochent à tout ce qui leur tombe sous la main. Cela ne sert du reste qu'à précipiter leur déchéance, car le gouffre est resté béant et il ne laissera pas échapper sa proie !

. . . .

. . . .

Rien de triste aussi comme les vantardises, le rabâchage et le manque d'indulgence de quelques médecins caducs, qui, au lieu de se réfugier dans les *templa serena* du philosophe, de s'écarter des luttes âpres du présent, avec des tolérances infinies, ne cessent de vitupérer contre leurs successeurs. — Ils devraient bien leur abandonner les jugements passionnés et l'intransigeante probité qui, selon une trop véridique constatation d'Haraucourt, « incite la jeunesse aux plus nobles actions et aux pires sottises ».

A les entendre, eux seuls auraient le monopole du désintéressement et des vertus chevaleresques, tandis que leurs rivaux, malins et délurés, ingénieux comme Ulysse, n'envisagent le monde que comme une proie, un champ de bataille, ou encore comme un magasin de provisions, où il s'agit avant tout de faire sa part.

Il est pénible de constater l'amertume de leurs regards, de voir remonter à leurs lèvres le fiel qui emplit leur cœur ; on sent la mésintelligence et les déchirements prochains percer sous l'aigreur de leurs propos, derrière les dernières manifestations d'une urbanité défaillante.

L'expérience aurait dû pourtant les apaiser et leur apprendre l'inanité de la haine.

Victor Hugo leur a recommandé l'indulgence dans des vers inoubliables ; il leur dit :

> Qu'il faut que la bonté soit au fond de nos pleurs
> Et que dans nos bonheurs, et que dans nos délires,
> Il faut que la bonté soit au fond de nos rires ;
> Qu'être bon, c'est bien vivre, et que l'adversité
> Peut tout chasser d'une âme, excepté la bonté !

En somme, un médecin jeune ou âgé, qui se montre acerbe envers ceux qui exercent autrement que lui, produit l'effet du membre d'une famille qui chercherait à déshonorer les siens, en faisant de l'éclat autour d'eux, en jetant le discrédit sur leur façon d'être ou d'agir.

La critique est toujours aisée, et ceux qui se plaisent à juvénaliser ne manqueront certainement pas d'occasions pour exercer leur petit talent ; mais il y aurait plus de sagesse et surtout plus de charité, soit à se taire, tout en souffrant de la décadence actuelle, soit, ce qui vaudrait encore mieux, à jeter un voile de commisération sur les faiblesses d'alentour.

Il ne s'agit pas de renouveler, dans nos rapports, ce qui, d'après Brunetière, se passe dans d'autres sphères : « Depuis quelques années, dit-il, on a inventé la religion de la souffrance humaine et celle de la solidarité. Les hommes d'État ont découvert, après bien de la peine, que nous ne faisions qu'une seule famille, et c'est depuis ce temps-là que nous échangeons plus d'injures et de coups que nous n'avions jamais fait. »

Rara concordia fratrum !

Les pharmaciens nous donnent un bon exemple, en présentant sous une forme qui plaît à l'œil les médicaments les plus désagréables, en les enrobant de façon à les faire accepter par les estomacs les moins complaisants.

On devrait bien en faire autant, lorsqu'on a d'amères vérités à faire avaler à un voisin : Enveloppez-les au moins de sucreries et de périphrases, afin que le patient les ingurgite sans trop de grimaces et de haut-le-cœur.

Si on n'y prend garde, l'habitude d'être grognon, mal disposé, devient vite la normale et on perd, même pour ses clients, les louables habitudes de courtoisie, on ne les accueille plus avec un sourire engageant, avec un visage épanoui et l'extrême onction du verbe, ou du geste. On se néglige concurremment dans sa tenue, on n'a plus de prévenances pour personne et on s'étonne qu'un froid sibérien succède aux plus chaudes relations, que la faillite des plus anciennes affections en soit la conséquence.

Les enfants eux-mêmes, qui n'ont pas appris à dissimuler, se détournent avec répugnance du praticien malpropre, qui répand autour de lui des émanations suspectes, dont la tenue est négligée, qui ne sait pas réparer des ans ce qui est réparable.

Il a beau leur offrir des friandises ; elles ne sont plus acceptées si elles sortent d'une houppelande graisseuse, si elles sont offertes avec des mains mal lavées, aux ongles en deuil.

On a dit avec raison que la correction était la principale supériorité de certains hommes et qu'elle suffisait d'ailleurs à en imposer : Se faire beau, se sentir en forme, n'est-ce pas le secret de cette assurance, sans laquelle pas de conquêtes et, partant, pas de joie ?

Les plus lézardés, les plus neutralisés, qui représentent à des degrés divers des échantillons pathologiques, ne doivent pas laisser entrevoir, encore moins étaler leurs tares physiques ou morales. Qu'ils se défient de leurs nerfs désemparés et n'aient aucun titre appréciable, comme Henri Heine, au grand prix de sensibilité. Mieux vaudrait qu'ils en fussent réduits, comme le mordant écrivain, qui avait décidément trop de cerveau et pas assez de cœur, à ne plus pouvoir même siffler un concurrent, du fait de la paralysie.

Après avoir tenu compte de ce qui précède, il leur sera permis de s'en aller plaisamment, à l'exemple du premier président Achille du Harlay, qui, à sa dernière heure, s'accusa simplement de n'avoir jamais pu aimer Dieu au-dessus de toute choses, ni son prochain comme lui-même.

Chacun de nous peut commenter cette réflexion de la façon suivante : « Je ne vois pas assez Dieu pour l'aimer au-dessus de toutes choses et je vois beaucoup trop mon prochain pour l'aimer comme moi-même ! »

Il est fort rare de voir des médecins âgés tomber dans

l'avarice, puisque, toute leur vie, ils ont été désintéressés ; se livrer à l'ivrognerie, à la morphinomanie, etc., dont ils connaissent les dangers ; avoir des mœurs contre nature, glisser dans le gâtisme ou la démence, dont leur vie active et régulière les garantit presque sûrement.

Jetons le manteau charitable du fils de Noé sur de telles infortunes, qui font songer à la fin orageuse d'un beau jour.

Heureusement, il n'y a pas que des déchets d'humanité pitoyables ou grotesques ; même dans nos rangs, cette chose triste et touchante qu'est la vieillesse garde souvent des dehors séduisants, une verdeur encourageante qui produisent le meilleur effet. Le sourire et la mansuétude ont plus de charme et plus de prix sur un visage déjà touché par le temps. Les favorisés ont certainement subi des tempêtes et des désenchantements comme les autres ; ils ont probablement trouvé la souffrance où ils cherchaient le bonheur, fait du mal où ils auraient voulu semer du bien : s'ils ont eu de doux rêves et de tristes réveils, il n'y paraît pas. Ils ont pris leur parti de voir grisonner leurs tempes et assisté sans frissons de révolte au crépuscule de leur maturité. Ils semblent ignorer que tout passe et la tristesse de ne pouvoir concevoir un monde où rien ne passerait. Ils sont miséricordieux, à la façon de Tolstoï, surtout pour les petits et les humbles ; le paradoxe et les passions ne les attirent plus ; une route lumineuse s'ouvre devant eux, car ils ont compris que toute œuvre est vaine qui ne sert pas à l'élévation de l'âme ou à l'amélioration de l'humanité. La pacification s'est faite dans leur pensée ; ils sont arrivés à se désintéresser des banalités ou des niaiseries de la vie courante, comme des ivresses éphémères qui nous leurent dans notre prime jeunesse, lorsqu'on est au seuil de tout. En vain, leur corps s'est alourdi, est devenu un compagnon gênant ; cela ne les empêche pas de s'élancer vers l'infini, vers les choses d'en haut, d'être attirés par la suprématie de l'esprit, les joies du rare, de l'élite, loin de l'incompréhension populaire, de vivre, avec une expression d'espoir dans les yeux, dans l'attente d'un idéal plus harmonieux et plus équitable.

Ils ne demandent qu'à se faire oublier, sans y réussir jamais, parce que leur plus grand plaisir est de faire plaisir. Ils peuvent disparaître, sans que leur mémoire s'efface du souvenir de leurs obligés ; on continuera à prononcer leur nom avec gratitude, avec un regret sincère.

J'en parle avec un infini respect ; il faut chérir et imiter pareille bonté, semblable droiture, et, tant que j'aimerai et que je poursuivrai la beauté morale, l'exemple de quelques-uns de ces bons Samaritains me soutiendra dans la vie !

MACON, PROTAT FRÈRES, IMPRIMEURS

PRINCIPALES PUBLICATIONS DU MÊME AUTEUR

1873. De l'hématurie dite essentielle. In-8 de 40 pages.
1874. Vichy médical. Guide des malades à Vichy. In-12 de 360 pages.
1876. De l'hygiène et du régime des malades. In-18 de 80 pages. — 2ᵉ édit. en 1884. — 3ᵉ édit., in-12 de 134 pages en 1888.
1877. Influence de l'abus du tabac sur le tube digestif. (*Médaille.*)
1878. Contribution à la thérapeutique de quelques dermatoses de nature arthritique. In-8 de 48 pages. G. Baillière.
     Bibliographie de Vichy, suivie d'une notice sur les eaux et le traitement du diabète. In-8 de 70 pages. *Couronné par l'Académie.*
1879. Du climat de Nice et des maladies traitées dans cette ville, particulièrement de la phtisie. In-8 de 20 pages.
     Des divers traitements de la fièvre typhoïde. *Couronné au Concours par la Société médicale de Tours.*
1880. Une cure thermale aux eaux de Vichy pendant le xviiᵉ siècle. *Revue scientifique,* nº du 27 mars.
     Le mariage, ses charmes et ses devoirs. Ed. elzévir sur papier de Hollande, in-12 de 150 pages. Imp. Protat. *Médaille d'honneur de la Société d'encouragement au bien.* — 2ᵉ édit. en 1891. In-12 de 245 pages.
     Des principales complications du diabète. In-8, Lyon.
     Analyse et compte rendu des 17 thèses d'agrégation en médecine soutenues en mars 1880. G. Masson, in-8 de 130 pages.
1881. Notice sur les eaux de Vichy et réfutation de la prétendue cachexie alcaline. In-8 de 74 pages, traduit en plusieurs langues.
     Des précautions hygiéniques à prendre contre la fièvre typhoïde. In-8 de 24 pages, publié par la *Société française d'hygiène.*
     Traité élémentaire de la fièvre typhoïde. 1 vol. de 420 pages.
1884. Traitement du psoriasis par la traumaticine chrysophanique.
     Pour tuer le temps. Livre d'heures... perdues. In-8 de 300 pages.
1885. De la lithiase biliaire et de la pseudo-gravelle hépatique. (J. de méd. de Bordeaux, 27 septembre.)
1886. Vichy et ses eaux minérales, 4ᵉ éd., in-12 de 530 pages. A. Delahaye et Lecrosnier.
1887. Des accidents cutanés produits par le bromure de potassium. De la syphilis conceptionnelle (2 brochures de 20 pages chacune).
1888. Inconvénients du silence imposé dans les pensions pendant les repas. In-8 de 15 pages.
     De l'influence de la menstruation et des états pathologiques de l'utérus sur les maladies cutanées. In-12 de 35 pages.
1889. Indications de la cure de Vichy. In-18 de 46 pages.
1890. Contribution à l'étude des gros calculs biliaires.
1891. Pour les médecins. — Causeries, in-12 de 300 pages.
     Guide dans les maladies du foie. In-18 de 120 pages.
1892. Direction de la *Revue thermale et balnéaire,* nombreux articles dans le *Concours médical,* le *Journal de Paris,* la *Gazette de gynécologie,* etc.
1893. Hygiène et régime des malades à Vichy, 4ᵉ édit., in-18 de 200 pages.
     La cure de Vichy. Du moment le plus propice pour y suivre un traitement. In-12 de 20 pages.
1894. Questions professionnelles (in-12 de 300 p. *Société d'éditions scientifiques*)
1895. Trois brochures : Aimons-nous, Aidons-nous. — L'heure du lever dans les pensionnats. — De l'importance sociale des villes d'eaux.
     Feuilletons du *Concours médical.*
1896. De l'abus de l'alcool dans le diabète.
1897. Encombrement et dépréciation de la profession médicale. In-12 de 42 p.
     De quelques progrès à réaliser dans l'hygiène des pensionnats. In-18 de 95 pages.
1898. Boutades et revendications. Troisième série de causeries pour les médecins. In-12 de 320 pages.
1900. Guerre aux microbes. In-12 de 30 pages.
     L'héroïsme médical. In-12 de 22 pages. — Guerre aux microbes.
1901. Impressions médicales. In-12 de 280 p.
1902. Pour bien se porter et vivre longtemps. In-8 de 40 p.